INTRODUCTION

A UN

COURS D'HYGIÈNE

ASSOCIATION POLYTECHNIQUE

CONFÉRENCES PUBLIQUES POUR LES OUVRIERS

Mairie du XIe Arrondissem nt

INTRODUCTION

A UN

COURS D'HYGIÈNE

PAR

LE Dr A. MOTET

—∿∿∿∿∿∿—

PARIS

J.-B. BAILLIÈRE ET FILS

LIBRAIRES DE L'ACADÉMIE IMPÉRIALE DE MÉDECINE

Rue Hautefeuille, 19

—

1865

INTRODUCTION

A UN

COURS D'HYGIÈNE

Messieurs,

Il y a quelques années, quand s'ouvrirent à Paris des conférences publiques sur les diverses branches des sciences naturelles et mathématiques, on vous vit courir avec empressement vers l'enseignement qui vous était offert. Ce qui vous poussait, c'était cet avide besoin de connaître que tout homme apporte en ce monde avec l'intelligence. Vous vouliez savoir, parce que vous pressentiez que l'homme s'élève par le savoir, qu'il multiplie ses forces en multipliant ses connaissances; et ce n'aura pas été un des spectacles les moins intéressants qu'aura présentés notre époque que ce besoin de lumière qui sollicite la société de la base aux sommets. Les temps d'ailleurs sont merveilleusement propres à favoriser l'essor de la pensée, et vous, Messieurs, vous ne pouviez rester spectateurs indifférents des conquêtes auxquelles on vous appelle chaque jour à prendre part : vous ne pouviez vivre sans les connaître au milieu de ces forces indisciplinées jadis, maintenant presque vos dociles esclaves, et vous êtes venus nous demander le secret de ces gigantesques efforts dont vous étiez les témoins. Ce secret, Messieurs, vous sera livré, et les hommes qui soulèveront le voile auront accompli une des tâches les plus nobles, les plus généreuses qui se puissent entreprendre, celle d'élever l'intelligence de son semblable.

Pour moi, Messieurs, je n'aurai pas à vous parler de vos puissantes machines, je n'aurai pas à vous donner les lois de composition et de transformation des agents chimiques dont vous vous servez dans l'industrie et dans les arts; je viens vous apprendre comment vous pouvez conserver le bien le plus précieux qui vous ait été donné, la santé; comment il faut vivre pour lutter avec avantage contre les influences défavorables qui pèsent sur vous; je viens vous dire ce qu'il faut faire, ce qu'il faut éviter, et si par mes conseils, j'ai pu écarter de vous, ne fût-ce qu'un jour, cet hôte incommode qu'on appelle la maladie, dont la triste escorte sont les privations de tout genre pour la famille, les soucis cruels du lendemain sans travail et sans pain, j'aurai fait, je crois, une œuvre utile.

C'est avec cette pensée, avec cette espérance, que je me suis, de grand cœur, associé aux généreuses tentatives du magistrat auquel l'administration du XIe arrondisement est confiée. Ce qu'il cherche, ce que nous cherchons ensemble, c'est l'amélioration de votre sort, c'est en même temps l'élévation de vos esprits; et nous aurons obtenu la récompense la plus douce, la plus vivement désirée, en vous voyant profiter de cet enseignement, que pour ma part je m'efforcerai de rendre à la fois attrayant et utile pour vous : j'en écarterai avec soin tout ce qui me paraîtra ne pas avoir une application pratique pour vous. Et je le ferai sans scrupule, car je suis de ceux qui pensent que la science n'a rien à perdre en se mettant à la portée de tous, et que, pour être un peu moins embarrassée de formules savantes, elle n'en marche ni moins majestueuse, ni moins bienfaisante.

Les peuples de la Grèce antique, nos maîtres en bien des choses, avaient coutume de remercier dans leurs temples les dieux qui leur avaient donné la santé. Ils sacrifiaient à une déesse qu'ils nommaient Hygie, et ils appelaient sur eux, sur leurs familles la protection de la divinité bienfaisante. Si nous, plus éclairés aujourd'hui, nous n'invoquons plus Hygie, nous avons du moins, par une sorte de pieuse reconnaissance, gardé son nom, et nous avons placé sous son égide cette partie des sciences médicales qui a surtout pour but la conservation de la santé de l'individu pris isolément, ou constitué en état de société. — De là, deux parties distinctes : l'hygiène privée, l'hygiène publique; vous en faire connaître les éléments, tel est le but des conférences que nous inaugurons aujourd'hui.

Ce retour que je viens de faire sur le passé vous apprend déjà, Messieurs, que l'hygiène n'est point une science nouvelle : on peut même dire qu'elle est aussi vieille que le monde. A quoi répond-elle en effet? à l'un des besoins les plus impérieux des êtres vivants. Si bas que vous

descendiez dans l'échelle animale, vous y trou-
verez l'instinct puissant de la conservation. Plus
l'organisme est rudimentaire, plus la nature
semble avoir fait effort pour le protéger; et quand
elle l'a créé faible, elle l'a rendu tellement fé-
cond que les générations succèdent sans relâche
aux générations, les vides sont incessamment
comblés, et l'espèce reste immuable. L'homme,
que son intelligence place aux sommets, obéit à
cette loi; si parfois il la viole, les maladies, la
souffrance, la lui rappellent rudement, et, dans
les temps passés, tous les grands législateurs,
soucieux des intérêts des peuples qu'ils avaient
à gouverner, qu'ils s'appellent Lycurgue, Moïse,
Mahomet, tous ont fait une large place à l'hygiène. Seulement ils verront à des points de vue
divers, et tantôt, développant largement leur
pensée quand ils auront affaire à une nation virile, chez laquelle le citoyen et la patrie ne font
qu'un, ils édicteront des lois; tantôt, s'envelop-
pant de mystérieux emblèmes quand ils auront
affaire à un peuple dans l'enfance, chez lequel
l'imagination a besoin d'être frappée, ils évoque-
ront la Divinité; mais tous auront eu pour but
d'assurer la conservation de la santé privée et de
la santé publique.

Il ne saurait entrer dans mon esprit la pensée de vous faire l'histoire de l'hygiène, et, vous conduisant à travers les nations civilisées, de vous dire pour chacune d'elles, quelle a été son influence, quels ont été ses bienfaits. Cependant, il y a un peuple qui jadis lui dut une partie de ses conquêtes et de sa gloire. Il est une nation qui a promené ses armées victorieuses au travers du monde, et qui laissa partout où elle avait passé, les traces de sa constitution puissante. Je veux parler du peuple romain; chose curieuse, Messieurs, bien faite pour démontrer l'utilité de la science que je suis chargé de vous enseigner, à côté des monuments qui célèbrent la victoire, vous retrouverez presque toujours un monument plus modeste, mais aussi plus utile, qui vient apporter son témoignage, et nous dire quelle importance ce peuple guerrier, mais soucieux de conserver sa virilité, sa puissance, attachait aux prescriptions de l'hygiène. Ces ruines, qui nous forcent aujourd'hui encore à l'admiration, dont vous avez au cœur de Paris un si curieux spécimen dans les Thermes de Julien, ces ruines auxquelles dans plus d'une province on a rendu leur destination première après des siècles d'oubli, c'étaient des aqueducs, des bains, des fontaines, des amphithéâtres. Ces derniers, qui rappellent à l'esprit les luttes sanglantes des gladiateurs, avaient été sous les empereurs romains un moyen de séduction; mais dans le principe, c'était là qu'on allait s'exercer au maniement des armes, qu'on allait développer ses muscles, s'accoutumer enfin aux rudes fatigues de la guerre. Sans doute, avec un tel système on créait d'invincibles soldats, mais l'individu disparaissait, l'intérêt de la patrie dominait tout; l'éducation exclusivement virile du peuple ne permettait pas qu'on acceptât le faible dans une société faite pour la lutte constante à main armée. C'était le règne de la force, et comme la force s'épuise par son excès même, il devait arriver, et il arriva en effet, que Rome un jour fut vaincue, et savez-vous, Messieurs, ce qui hâta sa chute? ce fut le christianisme. — Je suis bien loin de l'hygiène, pensez-vous? moins qu'on ne le pourrait croire. La doctrine nouvelle apportait au vieux monde la charte de la liberté, l'Évangile, elle proclamait le dogme de l'égalité, elle enseignait à tous ce précepte sublime : « Aimez-vous les uns les autres, » c'est-à-dire, aidez-vous, prêtez-vous un mutuel appui. La morale chrétienne enfanta dès lors la charité, qui sous toutes les formes vient au secours de toutes les infortunes, et dont, grâce à Dieu, ne fut jamais déshérité ce XIe arrondissement si populeux et si pauvre. C'est elle, Messieurs, qui ouvre aux petits enfants les crêches, donne du pain à celui-ci, des vêtements à celui-là, offre à quiconque est arrêté par la maladie un asile et des soins dévoués dans ses hôpitaux. Mais tout cela, Messieurs, relève de l'hygiène, serait impossible sans elle, et j'ai le droit de vous dire que vous là rencontrerez partout, attentive, vigilante, organisée en France, à Paris surtout, comme elle ne l'est nulle part ailleurs. Et comme tout se tient, tout s'enchaîne ici-bas, cette science agrandit un jour son domaine, elle ne s'occupa plus seulement du corps, elle s'occupa de l'esprit, elle voulut que, dans un organisme sain, se développât une intelligence droite, elle pénétra dans les écoles; elle trouva pour la seconder des cœurs généreux, et je ne serai que juste en rendant ici, Messieurs, un hommage public à l'homme dévoué sous l'administration duquel tant de progrès se sont accomplis. C'est à lui que vous devez l'hospitalité dans ce monument, qu'il inaugurait il y a trois mois à peine : c'est à lui que vous devez l'enseignement que nous venons vous offrir ; il complète l'œuvre qu'il avait entreprise ; car, non content d'avoir, en moins de dix ans, vu s'élever de 4,000 à 10,000 le nombre des élèves dans ses écoles communales, il vous ouvre une bibliothèque : initiative heureuse, et dont vous ne tarderez pas à constater les bienfaits. En venant ici chaque soir, après vos rudes travaux du jour, orner votre esprit de connaissances utiles, vous rentrerez chez vous plus forts, mieux préparés à la tâche du lendemain, satisfaits de vous-mêmes ; et nous, pour vous encourager, vous soutenir dans ces nobles efforts, nous vous répéterons le mot admirable de Bacon, un philosophe, un sage : « Science est puissance. »

Je vous ai parlé, Messieurs, de l'hygiène chez les anciens, voyons comment elle se constitua en France, et comment elle est devenue une véritable science. Chez nos ancêtres, les Francs, il ne faut pas aller plus loin que Charlemagne. Le puissant empereur avait autour de lui des savants ; il sut garder des institutions romaines ce qu'elles avaient de bon, et, dans ses Capitulaires, on retrouve des mesures excellentes de police sanitaire ; mais tout cela se perdit au milieu des ténèbres du moyen âge ; la société se divise en deux classes seulement, l'une puissante et fière, l'autre humble, misérable, opprimée. Tout est livré à l'arbitraire, et le serf, taillable corvéable à merci, n'a qu'une chose à faire, s'incliner devant son seigneur. On s'étonne à bon droit que de tels abus aient autant vécu, et l'on ne comprend plus guère de nos jours une telle abnégation.

Il fallut l'apparition de maladies contagieuses pour provoquer quelques mesures. Les croisés rentrèrent dans leur patrie avec la lèpre, et l'on fonda ces maisons hideuses, éloignées des villes, où l'on reléguait sans pitié, comme sans soins, les malheureux que le fléau avait atteints. Au xiiie siècle, Mathieu Pâris, ne comptait pas moins de 2,000 léproseries en France. Au siècle suivant, Jean II, dit le Bon, effrayé des conditions défavorables de la ville de Paris, rend une ordonnance de police sanitaire, et provoque des recherches. Le résultat fut peu satisfaisant. On savait peu de chose alors, et rien n'est difficile, Messieurs, comme de lutter contre les préjugés de l'ignorance et de la routine. Ce ne fut guère qu'à la fin du xviie siècle, que de la Reynie, réorganisant la police générale, s'occupa de la santé publique, il convoqua la première réunion de médecins qui ait été consultée sur une question d'hygiène publique relative à la fabrication du pain.

De ce moment, il y eut à Paris un véritable conseil d'hygiène ; et des enquêtes successives sur les professions insalubres, sur les épidémies frappant, soit l'homme, soit les animaux, réalisèrent un incontestable progrès. De grandes villes, comme Lyon et Marseille, suivirent l'exemple de la capitale. Marseille surtout, que de fréquents rapports avec l'Orient avaient si cruellement éprouvée, prit d'énergiques mesures pour lutter contre l'invasion de la peste. En 1770, un échevin de la ville de Paris, nommé Pia, organisa le service des secours aux noyés et aux asphyxiés. Ces efforts se généralisaient lentement ; il semblait qu'il y eût là, comme dans toute la société française à cette époque, une période d'incubation ; on attendait de toutes parts l'éclosion d'un nouvel ordre de choses, et à la fois, dans les sciences, dans la politique, se préparait l'un de ces grands mouvements qui transforment les peuples. En même temps que s'ouvrait une ère nouvelle de libertés publiques, la chimie avec Guyton de Morvau, Lavoisier, Berthollet, Fourcroy, Vauquelin, faisait un pas de géant; introduisant ses procédés d'analyse partout, elle accoutumait aux recherches exactes, elle rejetait loin d'elle les théories vaines de l'alchimie; on ne se paya plus de mots, on voulut des faits, on les interpréta sévèrement, et l'on peut dire que c'est de cette époque seulement que datent les véritables progrès des sciences naturelles.

La physique avec Coullomb, Volta, Galvani, faisait la conquête de l'électricité, agent mystérieux dont les merveilleux effets étaient alors encore imprévus.

Et puis, il y avait une autre puissance, non moins active, non moins pénétrante. Rousseau venait de publier son livre d'Émile; il envisageait la question de l'éducation sous un point de vue tout nouveau, et les enseignements, les conseils qu'il donnait à son jeune disciple étaient avidement goûtés par une société que toutes les innovations passionnaient. Cette œuvre, qui séduisait par les charmes du style autant que par la nouveauté des doctrines, inaugure une ère de progrès; sans doute, il s'y mêle plus d'une exagération, mais on sort du moins des sentiers battus, on aspire à quelque chose de meilleur: c'est la période des essais, des expérimentations aventureuses; on ne juge pas encore avec assez de sang-froid, avec assez de calme, mais il restera quelque chose dont l'avenir saura tirer parti.

La médecine, de son côté, profitait largement de ces découvertes; elle y trouvait l'explication de la plupart des phénomènes qui se passent au dedans de nous, elle entrevoyait l'influence des agents qui nous entourent, et bientôt elle fut en mesure, tantôt de les appliquer au traitement des maladies, tantôt de les combattre quand ils étaient nuisibles. La période de l'hygiène moderne commencait; chaque jour cette science s'est enrichie; chaque jour les services qu'elle a pu rendre sont devenus plus étendus, et telle qu'elle est aujourd'hui, Messieurs, elle constitue l'une des branches les plus intéressantes de la médecine. Il n'y a pas un de nos organes à propos duquel elle n'ait à donner un utile conseil, il n'y a pas une de nos fonctions qu'elle n'ait examinée, et de cet examen il est résulté une série de lois qu'il importe de connaître; l'harmonie des fonctions, l'accomplissement régulier et normal des actes organiques, voilà ce qui constitue la santé. Écarter de vous tout ce qui peut apporter le désordre et troubler cette harmonie, vous aider à lutter contre de défavorables influences, vous éviter enfin de vous trouver aux prises avec la maladie, tel est le rôle de l'hygiène privée.

Mais l'homme est né sociable, un instinct, non moins puissant que l'instinct de la conservation, le rapproche de son semblable; supposez une agglomération d'individus sur un même point, vous aurez immédiatement l'idée d'une ville naissante; faudra-t-il laisser chacun dresser sa tente au hasard? faudra-t-il accepter que les caprices d'une volonté bizarre compromettent le bien-être de plusieurs? Non, sans doute; vous pressentez déjà la nécessité d'un ordre établi, d'un plan arrêté à l'avance. Il faut maintenant encore pourvoir à ces besoins de première nécessité qui ne sauraient jamais être oubliés sans nuire à l'intérêt général; il faut de l'air, de la lumière, de la chaleur, de l'eau. Il faut tout cela dans un état de pureté parfaite, et à mesure que nous avancerons, je vous ferai voir tout ce qu'il y a d'important dans les recherches qui ont pour objet l'analyse de ces éléments indispensables à la vie. Ce n'est pas tout encore : que vont devenir tous les résidus de cette agglomération? Laissera-t-on s'accumuler des débris rendus infects par la décomposition putride. et dont les exhalaisons malfaisantes porteront de tous côtés des germes de maladies ? Non encore. Qui donc indiquera les précautions à prendre, qui donc en surveillera l'exécution, qui se fera gardienne de la société ? Ce sera, Messieurs, l'hygiène publique. En m'entendant prononcer ces mots, Messieurs, qui de vous n'a pas immédiatement songé aux transformations, qui depuis dix ans ont changé l'aspect de Paris ? Qui de vous ne se souvient de ces rues étroites, d'où l'air et le soleil étaient à peu près bannis, où des maisons noires et sombres s'ouvraient tristement au-dessus d'un ruisseau souvent infect ? Je comprends que parfois on puisse regretter de voir disparaître un quartier, une maison à laquelle se rattachaient quelques vieux souvenirs ; je comprends encore que des intérêts privés aient pu souffrir un moment de ces changements si rapides ; mais en vérité, Messieurs, quand je vois vos habitations baignées d'air et de lumière, les ruisseaux de vos rues assainis par des torrents d'eau limpide, les jardins de vos squares, je ne puis m'empêcher de trouver cela bon et utile. Et ce n'est pas l'hygiène seule qui trouve son compte à ces améliorations si longtemps attendues. Vous-mêmes, Messieurs, vos enfants,

vous subirez à votre insu l'influence du bien-
être qui va chaque jour s'accroissant. « Ce n'est
pas seulement, disait ici même le préfet de la
Seine, dans sa réponse à votre Maire, ce n'est
pas seulement par l'éducation religieuse et par
le développement de l'intelligence qu'on favorise la moralité des populations; dans une ville
bien administrée, l'exemple de l'ordre, de la
régularité, du soin de toutes choses, se propage
des rues, des boulevards, des places publiques,
des jardins et des squares, comme une contagion
bienfaisante, jusque dans l'intérieur des habitations et au sein des familles, pour y exercer une
influence indirecte, mais certaine et considé-
rable, sur les habitudes et les mœurs privées. »

Qu'est-ce donc que cette science qui, prenant
l'homme au berceau, le conduit, le protége,
pour ainsi dire, à travers la vie, et s'occupe
encore de lui quand la vie a cessé? Quel rang lui
assigner parmi nos connaissances, en voyant à
la fois l'importance des problèmes qu'elle résout,
et les liens étroits qui l'unissent aux sciences
naturelles, aussi bien qu'à la philosophie, à la
morale?

Envisagée sous ce large point de vue, l'hygiène n'est pas seulement un code de prescrip-

tions sanitaires, elle devient une des conditions de stabilité d'un État, elle favorise le développement d'une nation, lui conservant ses forces physiques et morales; car d'un côté, elle entretient chez les citoyens valides les forces nécessaires au travail, source de tout bien-être, de toute richesse; elle préside à l'éducation de l'enfant qui deviendra un homme à son tour; et de l'école à l'atelier, elle étend sur tous sa protection vigilante; elle entre dans tous les détails, elle donne aux patrons et à l'ouvrier d'utiles conseils, elle leur apprend que dans le contrat qui les lie, dans cette association de leur efforts vers un but commun, il y a, de part et d'autre, de sages précautions à prendre, de mutuelles réserves à garder.

Vous voyez, Messieurs, quelle vaste carrière s'ouvre devant nous. Si je n'avais craint d'abuser de vos moments, j'aurais pu vous détailler bien plus longuement encore ces considérations générales, mais j'ai hâte d'arriver à des notions plus simples; j'ai hâte de vous exposer le plan définitif des études que nous allons faire ensemble. J'ai pensé que ce qu'il y avait de plus profitable pour vous, c'était de vous faire connaître tout d'abord l'homme, objet définitif de cette science toute nouvelle pour vous. Je vous dirai quelle est sa constitution anatomique, comment fonctionne son admirable machine. Je prendrai pour vous les organes, un à un, et vous verrez, Messieurs, comment se coordonnent, se combinent les efforts de ces rouages qui concourent aux différent actes de la vie. Quand je vous aurai dit cela, quand vous saurez que l'homme respire, s'alimente, digère, perçoit des sensations, veut et agit, quand vous saurez comment son organisme se prête à ces divers actes, vous serez mieux préparés à comprendre l'influence favorable ou défavorable sur lui des agents extérieurs, vous pourrez enfin profiter des conseils que chemin faisant j'aurai l'occasion de vous donner. Voilà, Messieurs, pour la partie matérielle de notre sujet. Mais, il est tout un autre côté de la question, vers lequel, je vous l'avoue, je me sens à chaque instant ramené ; je ne puis me décider à ne voir dans l'homme qu'un instrument docile, dirigé par un destin aveugle; je cvois qu'il a reçu avec l'intelligence le pouvoir de modifier sa vie, d'améliorer ses conditions d'existence; être perfectible, il tend sans cesse à s'élever, à se rapprocher de celui dont le beau, le bien, le juste et le vrai sont la manifesfation sur la terre. Favoriser ces tendances, développer en vous les sentiments généreux qui s'appellent l'amour de la famille, l'amour de la patrie, et qui sont la base, le fondement solide de toute société qui veut être grande et forte, c'est, il nous semble, encore une partie de notre tâche. Nous pourrions même dire que c'est celle qui, par son but élevé, répond le mieux aux besoins des sociétés modernes. Nous ne la laisserons pas de côté, notre seul regret sera de n'avoir pas le temps peut-être de vous l'exposer avec tous les développements qu'elle comporte.

Maintenant, Messieurs, ne me demandez pas de classification absolue, d'ordre rigoureusement établi d'avance. M. Martelet vous le disait dans la séance où nous vous avons réunis pour la première fois, nous n'avons d'autre but que de vous être utiles, et nous nous réservons de modifier, selon vos convenances, selon vos besoins, le plan que nous aurions pu adopter dans un cours de théorie pure. Les principes généraux une fois exposés, nous pourrons nous laisser aller à votre gré, et vous apprendre ce qui vous sera le plus immédiatement utile. Pour aujourd'hui, Messieurs, étudions l'homme, si vous voulez; prenons une idée générale de sa constitution, passons en revue les organes, les appareils, les fonctions, et, procédant avec la véritable méthode philosophique, allons du simple à ce qui l'est moins ; c'est ainsi que l'individu connu, nous passerons à l'étude des races, nous chercherons quelles modifications les influences de milieu, de climat, de civilisation ont pu apporter dans la forme, dans les tempéraments, dans les aptitudes. Plus tard, enfin, nous arriverons aux considérations qui sont plus particulièrement du ressort de l'hygiène.

Paris. — Typ. A. Parent, rue Monsieur-le-Prince, 31.

9 782014 025248